Lars Wolfgang Fruth

Case Management in der Palliativpflege

Theorie und Praxis

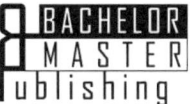

**Fruth, Lars Wolfgang: Case Management in der Palliativpflege: Theorie und Praxis.
Hamburg, Bachelor + Master Publishing 2014**

Originaltitel der Arbeit: Case Management im palliativen Kontext: Eine Fallbearbeitung

Buch-ISBN: 978-3-95684-351-8
PDF-eBook-ISBN: 978-3-95684-851-3
Druck/Herstellung: Bachelor + Master Publishing, Hamburg, 2014
Covermotiv: © Kobes · Fotolia.com
Zugl. Universität Bielefeld, Bielefeld, Deutschland, Studienarbeit, 2011

Bibliografische Information der Deutschen Nationalbibliothek:
Die Deutsche Nationalbibliothek verzeichnet diese Publikation in der Deutschen Nationalbibliografie; detaillierte bibliografische Daten sind im Internet über http://dnb.d-nb.de abrufbar.

Das Werk einschließlich aller seiner Teile ist urheberrechtlich geschützt. Jede Verwertung außerhalb der Grenzen des Urheberrechtsgesetzes ist ohne Zustimmung des Verlages unzulässig und strafbar. Dies gilt insbesondere für Vervielfältigungen, Übersetzungen, Mikroverfilmungen und die Einspeicherung und Bearbeitung in elektronischen Systemen.

Die Wiedergabe von Gebrauchsnamen, Handelsnamen, Warenbezeichnungen usw. in diesem Werk berechtigt auch ohne besondere Kennzeichnung nicht zu der Annahme, dass solche Namen im Sinne der Warenzeichen- und Markenschutz-Gesetzgebung als frei zu betrachten wären und daher von jedermann benutzt werden dürften.

Die Informationen in diesem Werk wurden mit Sorgfalt erarbeitet. Dennoch können Fehler nicht vollständig ausgeschlossen werden und die Diplomica Verlag GmbH, die Autoren oder Übersetzer übernehmen keine juristische Verantwortung oder irgendeine Haftung für evtl. verbliebene fehlerhafte Angaben und deren Folgen.

Alle Rechte vorbehalten

© Bachelor + Master Publishing, Imprint der Diplomica Verlag GmbH
Hermannstal 119k, 22119 Hamburg
http://www.diplomica-verlag.de, Hamburg 2014
Printed in Germany

Inhaltsverzeichnis

1. Einleitung..1

2. Fallbeispiel..3

   2.1 Fallbeschreibung Herr H..3

   2.2 Krankheitsverlaufskurve..8

3. Analyse der Schnittstellen- und Versorgungsprobleme 14

   3.1 Diskontinuität / Desintegration und deren Folgen...............................14

   3.2 Medikalisierung / Desintegration und palliative Ethik........................17

4. Case Management als Lösungsstrategie..18

   4.1 Zielsetzungen..21

   4.2 Methodik des Case Managements...25

5. Entwicklung eines Versorgungsplanes 30

   5.1 Versorgungsplan...30

6. Zusammenfassende Schlussbetrachtung 35

Abbildungsverzeichnis
Abkürzungsverzeichnis
Literaturverzeichnis

Abbildungsverzeichnis

Abbildung 1: Krankheitsverlaufskurve (eigene Darstellung)..10
Abbildung 2: Belastungskurve (eigene Darstellung)...13
Abbildung 3: CM Spezifika (Vortrag DGCC Löcherbach 2006).......................................26

Abkürzungsverzeichnis

CM - Case Management
DRG – Diagnosis related groups
SAPV - Spezialisierte ambulante Palliativ-Versorgung (§ 37 b SGB V)
CHT - Chemotherapie
PORT - subcutan implantierte Hohlkammer zur direkten Infusion in die obere Hohlvene
IADL - instrumentelle Aktivitäten des täglichen Lebens (instrumental activities of daily life)
ADL - Aktivitäten des täglichen Lebens (activities of daily life)
MDK - Medizinischer Dienst der Krankenversicherungen
SGB V - Sozialgesetzbuch V – Krankenversicherung
SGB XI - Sozialgesetzbuch XI – Pflegeversicherung
DVSG - Deutsche Vereinigung für Sozialarbeit im Gesundheitswesen e.V.
RAI HC 2.0 - Resident Assessment Instrument Home Care 2.0
HOPE - Hospiz- und Palliativ-Erfassung Standarddkoumentation
PSO – Psychoonkologie
TM – Traject Modell
DNQP - Deutsche Netzwerk für Qualitätsentwicklung in der Pflege

1. Einleitung

„Es gibt Zeiten, in denen es im Interesse der Gesundheit liegt, zu sterben. Es ist nicht gesund, das Sterben hinauszuziehen." (Cicely Saunders)

Ein wesentliches Problem, das die Entwicklung des deutschen Gesundheitssystems kennzeichnet, ist die zunehmende Chronifizierung von Erkrankungen. Oft werden Krankheiten manifest, es tritt eine steigende Morbidität bei sinkender Mortalität ein. Diese Entwicklung wird in den Gesundheitswissenschaften als „double aging" bezeichnet. In den Kreis der chronischen Erkrankungen treten mit zunehmender Inzidenz auch einige maligne Tumorentitäten. Betrachtet man das Vorkommen der häufigsten Krebserkrankungen, so lässt sich ein Großteil derer im fortgeschrittenen Alter ausmachen. Krebs kann somit auch als eine Alterserkrankung beschrieben werden. Durch das steigende Lebensalter tritt Krebs häufiger auf und korreliert damit mit der demographischen Entwicklung. Optimierte Therapien machen ein Überleben einer Krebserkrankung im Durchschnitt wahrscheinlicher (5-Jahres-Überlebensrate). Dennoch ist das Leben mit einer Karzinomerkrankung durch langwierige Therapien, einen häufigen Wechsel von Progredienz und Remission, soziale und psychische Veränderungen, meist sind es Negativverläufe, und oftmals durch finale Krankheitsphasen gekennzeichnet.

Die Herausforderung des Gesundheitssystems besteht nun darin, den an Krebs Erkrankten die notwendigen Hilfestellungen zukommen zu lassen und zugänglich zu machen. Da die Auswirkungen einer Krebserkrankung auf alle Lebensbereiche mannigfaltig sind, sind zahlreiche Aspekte der medizinischen, pflegerischen, sozialen, psychologischen und rehabilitativen Versorgung zu berücksichtigen. Da im stationären Setting Tumorpatienten oft als „Wiederkehrer" und verstärkt in einem finalen Stadium Ihrer Erkrankung versorgt werden müssen, kann ein spezialisiertes Case Management als Instrument zu einer verbesserten Steuerung der Hilfemöglichkeiten installiert werden. Hier lassen sich die Stärken eines Case Managements auf der individualisierten Fallebene nachzeichnen und die Prozessoptimierung auf Systemebene in Bezug auf maximale interdisziplinäre Kooperation herausstellen.

Wie wichtig sich Netzwerkarbeit im Zusammenhang mit der palliativen Versorgung bei Patienten mit fortgeschrittenen Krebserkrankungen zeigt, soll anhand des Fallbeispiels verdeutlicht werden. Seit 2000 wird bundesweit versucht, insbesondere die ambulante Versorgung von Palliativpatienten zu verbessern (SAPV gemäß § 37b SGB V und § 132d SGB V). Ein Grund dafür liegt in dem steigenden Kostenanteil, der den Kliniken und Krankenhäusern durch die komplexe und ressourcenintensive Behandlung von Palliativpatienten entsteht. Die bislang geltenden DRG-Fallpauschalen konnten die Ausgaben nicht mehr decken, so dass palliativmedizinische Komplexbehandlungen eingeführt wurden, die heute einen zusätzlichen Erlös für die anfallenden Mehrausgaben sicherstellen. Die Komplexbehandlung deckt damit den Aufwand für eine interdisziplinäre, multiprofessionelle Versorgung des Patienten größtenteils ab. Aus der Integration der Hilfeleistungen und der kontinuierlichen Betreuung soll schließlich eine optimierte Versorgung resultieren, wie sie auch das Case Management vorsieht. Doch sehen sich die stationären Palliativ-Teams von den ambulanten Leistungserbringern oftmals isoliert und umgekehrt. Hier kommen Schnittstellenprobleme zum Tragen. Lokale palliative Netzwerke, die beide Gruppen zusammenbringen können, leisten nicht das volle Spektrum der Versorgung. Auch hier tritt wiederum ein „Drehtüreffekt" ein, nämlich dann, wenn der Patient und seine Angehörigen etwa bei einer nicht suffizienten Schmerztherapie oder aber in der Sterbephase nicht ausreichend betreut sind. SAPV stößt derzeit an seine Grenzen, gering ist die Beteiligung ambulanter Mediziner an einer palliativen Versorgung. Somit ergibt sich eine Herausforderung für ein Case Management, das auch nach der Entlassung in das häusliche Umfeld dem Betroffenen die notwendigen Hilfen vermittelt, Hausärzte einbezieht, ambulante palliative Netzwerke und Dienste integriert.

Diese Fallstudie zeigt die Schnittstellenproblematik auf, die im Rahmen einer palliativen Versorgung zwischen dem stationären und ambulanten Bereich besteht und entwirft Lösungsmöglichkeiten durch gezielte Case Management-Prozesse.

Geht es doch schließlich um die würdevolle Versorgung eines Patienten in seiner letzten Lebensphase. Ein immer noch ressourcenreiches Gesundheitssystem wie das deutsche sollte dies leisten können.

„Palliativmedizin[1] bedeutet nicht, dem Leben bei fortgeschrittenen Erkrankungen mehr Zeit, sondern der verbleibenden Zeit mehr Leben zu geben" (Derek Doyle)

---

[1] **Grundsätze der Palliativmedizin - Lebenshilfe für sterbenskranke Menschen**
- Durch eine ganzheitliche Herangehensweise soll Leiden umfassend gelindert werden, um Patienten und ihren Angehörigen bei der Krankheitsbewältigung zu helfen und deren Lebensqualität zu verbessern.
- Die Palliativmedizin bejaht das Leben und sieht im Sterben einen natürlichen Prozess. Das Leben soll nicht künstlich verlängert und der Sterbeprozess nicht beschleunigt werden.
- Palliativversorgung erfolgt interdisziplinär und multiprofessionell, das heißt, basiert auf der Kooperation von Ärztinnen/Ärzten unterschiedlicher Fachgebiete, Pflegenden, Vertretern weiterer Berufsgruppen und Ehrenamtlichen, die mit der ambulanten und stationären Behandlung und Begleitung unheilbar Kranker befasst sind.

Präambel der Deutschen Gesellschaft für Palliativmedizin

2. Fallbeispiel

Der im Folgenden beschriebene Fall zeigt auf, wie umfassend sich die Problemstellungen in der Versorgung onkologisch Erkrankter darstellen können. Eine progrediente Krankheitsentwicklung, wie sie häufig auftritt, verstärkt den Bedarf an medizinischer, pflegerischer und psychosozialer Begleitung, und mehrt das Bedürfnis nach immateriellen Hilfestellungen im Kontext der palliativen Versorgung.

2.1 Fallbeschreibung Herr H.

Übersicht (2008-2010)
Herr H. ist zum Jahresende 2010 im Alter von 55 Jahren an den Auswirkungen einer schnell fortschreitenden Krebserkrankung verstorben. Herr H. lebte gemeinsam mit seiner Ehefrau (53 J.) in dem gemeinsamen Haus in Düsseldorf und führte noch weit bis in das Vorjahr seines Todes hinein und bereits stark durch Erkrankung und Therapie gekennzeichnet das gemeinsame Familienunternehmen, ein Fachbetrieb für Kälte- und Klimatechnik. Eine rheumatologische Vorerkrankung zwang den Selbstständigen bereits in den Jahren zuvor zu häufigen Arztkonsultationen und zur Einnahme zahlreicher analgesierender und entzündungshemmender Medikamente. Einen krankheitsbedingten Ausfall konnte sich Herr H. aufgrund mangelnder Rücklagen finanziell kaum leisten, der eigene Sohn (Klimatechniker, 29 J.) jedoch konnte die Aufträge mittlerweile eigenständig übernehmen und so die Ausfälle teilweise kompensieren. Der erste große Einbruch traf die Familie im Januar 2008, als Herr H. von der Diagnose Darmkrebs (Colorektales Karzinom) getroffen wurde. Die behandelnden Ärzte entschlossen sich zu einer Entfernung eines Darmabschnittes mit Anlage eines vorübergehenden künstlichen Darmausganges (protektiver Anus praeter). Die aufgrund einer Metastasierung in einige umgebende Lymphknoten fortgeschrittene Erkrankung musste anschließend mit einer Chemotherapie behandelt werden (adjuvante CHT). Diese ging mit vielen Nebenwirkungen einher und Herr H. konnte nur noch eingeschränkt seiner Arbeit nachgehen. Der Alltag ließ sich zunehmend schlechter selbstständig gestalten, der Hilfebedarf nahm rapide zu. Im Laufe des Jahres stellte sich bei Nachuntersuchungen ein Krankheitsprogress dar, nun waren auch Leber und Bauchfell mit Metastasen besiedelt. Weitere Chemotherapien führten zu keinem Erfolg, gemeinsam haben sich Familie und Behandler auf ein palliatives Prozedere verständigt, so dass die reine Kontrolle von Schmerzsymptomen sowie Übelkeit und Erbrechen im Vordergrund stand. Ständig neu auftretende Stuhlverhalte, Infektionen und Inappetenz führten zu

wiederholten Klinikaufenthalten, Frau H. und Sohn zeigten sich mit der häuslichen Versorgung überfordert. Im Februar 2010 schließlich verstarb Herr H. im Rahmen eines erneuten Klinikaufenthaltes im Beisein seiner Familie. Die Firma erlosch noch vor seinem Ableben, da der Sohn diese nicht weiterführen konnte und die Geldmittel aufgebraucht waren.

Detaillierter Fallverlauf

Herr H. konsultiert erstmals im Januar 2008 seinen Hausarzt, weil er beeinträchtigende Stuhlgangsunregelmäßigkeiten festgestellt hatte. Dieser verweist Herrn H. routinemäßig zur weiteren Abklärung zu einer ambulanten Darmspiegelung an das nächstgelegene Krankenhaus, das sich nur wenige Autominuten von dem Haus der Familie befindet. Dabei zeigte sich nach erfolgter Untersuchung mit Entnahme einer Gewebeprobe (Histologe), wie die untersuchende Oberärztin Herrn H. später in einem vertraulichen Gespräch mitteilte, ein bösartiger (maligner) Tumor, über dessen Ausbreitung sie zu diesem Zeitpunkt jedoch noch keine Aussage treffen konnte. Klar war jedoch, dass eine Operation erfolgen und der Tumor entfernt werden müsste. Herr H. nahm die Diagnose augenscheinlich gefasst an und fand bei seiner Ehefrau, mit der ihn eine innige, vertrauensvolle Partnerschaft seit über 30 Jahren verband, festen Halt. Sie haben einen gemeinsamen Sohn und führen ein eher isoliertes Sozialleben. Es gibt keine Vereinsmitgliedschaften und einen nur kleinen Freundeskreis. Lediglich die Eltern von Frau H. leben noch, wohnen aber im ca. 200 Kilometer entfernten Koblenz. Der Diagnoseschock war vorerst ohne externe Hilfe überwunden und Herr H. konnte bis zum Operationszeitpunkt seine Firma weiterführen und war auch aktiv an Montagearbeiten beteiligt. Dabei unterstützte ihn sein Sohn, der allerdings erst wenig Berufserfahrung in der Branche vorweisen konnte. Als Herr H. zur Operation stationär aufgenommen wurde, hatte er die Geschäfte weitestgehend an seinen Sohn übertragen. Doch noch während der OP-Vorbereitungen führt Herr H. Kundengespräche. Er lässt sich täglich dringliche Unterlagen von seiner Frau mitbringen, die nun verstärkt mit der Buchführung der Firma beauftragt ist. Schließlich wird Herr H. operiert. Dabei wird eine Entfernung eines unteren Dickdarmabschnittes durchgeführt (Sigmaresektion) und ein künstlicher Darmausgang angelegt. Dieser ist protektiv und würde nach sechs bis acht Wochen wieder zurückverlegt, um der intraoperativ geschaffenen Neuverbindung der verbliebenen Darmanteile die Chance zur Heilung zu geben. Die Operation verläuft plangerecht und ohne Komplikationen. Herr H. wird durch Pflegefachkräfte und Physiotherapie täglich mehrfach mobilisiert, allerdings zeigen sich die vorbestehende rheumatoide Arthritis und ein mittleres Übergewicht als Erschwernisfaktoren bei der postoperativen Belastung. Dennoch kann Herr H. zeitgerecht genesen. Die Anlage des künstlichen Darmausganges akzeptiert

Herr H. gut. Nach einigen Tagen lernt er schnell und suffizient, das Stoma selbstständig zu versorgen. Das Entleeren übernimmt er nach Anleitung durch die Pflegenden selbstständig. Eine spezialisierte Stomatherapeutin wird informiert und übernimmt intensivere Patientenanleitungen und die Auswahl der geeigneten Produkte. Sie wird Herrn H. auch noch nach dem klinischen Aufenthalt im häuslichen Rahmen weiterbetreuen. Im Verlaufe der stationären Rekonvaleszenz wird auch der Sozialdienst auf den Pat. aufmerksam gemacht. Dieser wird standardisiert bei Krebspatienten hinzu gezogen, etwa um eine onkologische Rehabilitation einzuleiten. Herr H. ist aufgrund seiner Selbstständigkeit privat versichert. Aufgrund der weiteren drohenden und nicht ausreichend abgesicherten Verdienstausfälle und einer geringen Kostenübernahme der PKV verzichtet Herr H. auf eine Rehabilitationsmaßnahme. Bereits jetzt erwägen Herr und Frau H. eine Hypothek auf ihr Eigenheim aufzunehmen. Im Rahmen der Darmkrebsbehandlung wird Herr H. auch einer psychoonkologischen Betreuung zugeführt. Das Krankenhaus ist als Darmzentrum zertifiziert und bietet daher den psychologischen Dienst an. Die Psychoonkologin führt zunächst ein Interview mit Herrn H. durch. Sie wendet das sogenannte Disstress-Thermometer an. Dieses zeichnet anhand von sieben Globalfragen zu körperlicher und geistiger Verfassung auch ein grobes Bild von Belastungen im familiären, sozialen und beruflichen Umfeld. Herr H. erreicht bei dem Interview einen hohen Schwellenwert, der der Psychoonkologin einen weiterführenden Betreuungsbedarf anzeigt. Sie wird den Kontakt zu Herrn H. halten. Für ihn sind die Sorgen um Haus, Einkommen und Zukunft der Familie dominant. Die Angst um die eigene Gesundheit scheint derzeit nicht zu überwiegen. Es wird deutlich, dass sich Herr H. auf den Krankheitsverlauf bezogen, fast kontinuierlich in einer instabilen Phase befindet. (Corbin & Strauss, 2004; 280) Wichtige Ressourcen zu einem neuen Lebensentwurf fehlen. Die Psychoonkologin gibt Herrn H. noch einige Tipps zu Entspannungsübungen und weist ihn auf mögliche Bewältigungs- und Copingstrategien im Umgang mit seiner Krebserkrankung hin. Herr H. nimmt diese dankend an.

Zum Ende des ersten Klinikaufenthaltes wird Herr H. von der zuständigen Onkologin über die notwendige ambulante Weiterbehandlung in der an die Klinik angeschlossenen onkologischen Ambulanz aufgeklärt. Hier soll eine adjuvante Chemotherapie erfolgen, da die histologische Befundung des Operationspräparates die entsprechende Indikation dafür ergeben hatte. Dabei erklärt die Ärztin, dass aufgrund eines ausgeprägten Lymphknotenbefalles bereits ein fortgeschrittenes Stadium vorliegt (Stadium III). Die Chemotherapie soll über 6 Monate verabreicht werden, erst danach könne auch der künstliche Darmausgang zurückverlagert werden. Herr H. ist irritiert und fühlt sich zurückgeworfen. Mit Chemotherapie habe er ja fast gerechnet, aber ein halbes Jahr lang den künstlichen Darmausgang zu behalten, sieht er zunächst nicht ein. Ein erster Vorstellungstermin für die Chemotherapie wird noch am Krankenbett vereinbart. Herr H. ist entlassen und die ersten Rechnungen der Klinik treffen ein. Sie drängen den Unternehmer in finanzielle Schwierigkeiten. Herr H. verhält sich seiner Frau gegenüber mürrisch und ist nach der Arbeit stark erschöpft. Zudem belastet die Versorgung des künstlichen Darmausganges die Paarbeziehung. Es überwiegen Schamgefühle und Herr H. lehnt Hilfestellungen seiner Ehefrau kategorisch ab. Die wöchentlichen Besuche der Stomatherapeutin hingegen nimmt er dankend an. Schon nach drei Wochen beherrscht er die Stomaversorgung komplett selbstständig.

Herr H. findet sich zur ersten Chemotherapie in der onkologischen Ambulanz ein. Aufgrund seiner Rheumaerkrankung und starken Schmerzen in den Kniegelenken benötigt Herr H. mittlerweile Unterarmgehstützen. Die Chemotherapie kann aufgrund der guten Venenverhältnisse über einen Venenverweilkatheter verabreicht werden. Die Anlage eines implantierten PORT-Systems war bislang nicht vakant. Herr H. erhält moderne Antiemetika zur Vorbeugung von Übelkeit als eine der möglichen Hauptnebenwirkungen der Chemotherapie. Einmal wöchentlich finden Blutbildkontrollen statt.

Nach einem Monat Chemotherapie greifen jedoch auch die Antiemetika nicht mehr und Herr H. leidet stark an Übelkeit, Erbrechen und Durchfällen. Sein Allgemeinzustand zeigt sich zunehmend reduziert. Seine Blutparameter zeigen pathologische Veränderungen. Insbesondere die weißen und roten Blutkörperchen und der rote Blutfarbstoff (Leukozyten, Erythrozyten, Hämoglobin) sind als Folge der Chemotherapie stark abgefallen. Schließlich sogar soweit, dass eine Klinikeinweisung wegen der hohen Infektionsgefahr und der zunehmenden Belastungsdyspnoe (Sauerstoffarmut) unumgänglich ist. Die Ehefrau Frau H. muss unterdessen erneut einen Spagat leisten, indem sie die Firma gemeinsam mit dem Sohn leitet, den Haushalt führt und gleichzeitig ihren Ehemann mehrmals täglich im Krankenhaus besucht. Sie übernimmt jetzt sogar grundpflegerische Tätigkeiten, da sich Herr H. nur ungern von fremden Krankenschwestern waschen lässt. Doch alleine schafft er es nicht. Mittlerweile hat sich der Hilfebedarf stark gesteigert. Herr H. ist auf eine Teilübernahme der Grundpflege am Waschbecken angewiesen, die Mobilität ist stark eingeschränkt und von Hilfsmitteln abhängig. Herr H. wirkt psychisch labil, streitet oft mit seiner Ehefrau. Hinzu kommen die Geldsorgen, die das Ehepaar schwer treffen. Nach einigen Bluttransfusionen und einer antibiotischen Behandlung stabilisiert sich der Zustand von Herrn H. wieder, jedoch auf einem niedrigeren Niveau als vor der Einweisung. Die zuständigen Pflegekräfte haben die Veränderungen im Hilfebedarf erkannt und nochmals den Sozialdienst zwecks einer Einstufierung in eine Pflegestufe vor der Entlassung nach Hause informiert. Der Mitarbeiter nimmt daraufhin Kontakt mit der privaten Krankenversicherung auf, die schließlich über den MDK eine Pflegestufe I nach Aktenlage bewilligt. Der Sozialdienst veranlasst die Anlieferung eines Toilettenstuhles und eines Rollators zum Zeitpunkt der Entlassung. Herr H. kann zunächst wieder entlassen werden, kann jedoch nicht mehr die gewohnte Arbeitsleistung erbringen. Die Chemotherapie hat er vorläufig abgebrochen. Sein Augenmerk gilt jetzt wieder dem Engagement für seine Firma, die er nur noch vom Wohnzimmer aus administrativ führen kann. Darunter leidet er sehr. Gerne würde er das Unternehmen an seinen Sohn übertragen. Dies geht jedoch nicht, da dieser noch keinen Meistertitel erlangt hat. Der Sohn macht sich Gedanken, wie es weitergehen soll und schlägt vor, einen Geschäftsführer einzustellen. Herr H. jedoch lehnt ab und begründet dies mit der finanziellen Englage. Nach zunehmender gesundheitlicher Stabilisierung wird die Chemotherapie fortgesetzt.

Dieses Mal verträgt Herr H. die CHT besser. Nach ca. einem halben Jahr seit der Operation und mit Beendigung der CHT stand nun der Termin für die Rückverlagerung des künstlichen Darmausganges an. Zuvor erfolgte im stationären Rahmen ein sogenanntes Re-Staging, also eine Nachuntersuchung zur Feststellung eines Erkrankungsrückganges oder Fortschreitens. Dabei stellte sich heraus, dass, trotz CHT, Metastasen die Leber infiltriert hatten und auch das Bauchfell von Tumorzellabsiedelungen betroffen ist. Für die Familie H. ein erschütternder Rückschlag. Erstmals wird von ärztlicher Seite nicht mehr von Kuration gesprochen. Aufgrund der neuen Befundlage wird von einer Stomarückverlagerung abgesehen, da mit Heilungskomplikationen zu rechnen sei. Herr H. wird eine nochmalige intensivierte CHT offeriert, mit dem Ziel ein weiteres Fortschreiten der Erkrankung zu verhindern. Herr H. willigt ein, ebenso in die Implantation eines PORT-Systems. Kurze Zeit nach der Anlage des Kathetersystemes wird Herr H. entlassen und zur Weiterbehandlung an die Ambulanz übergeben. Zunächst geht alles seinen gewohnten Gang und das Ehepaar H. bewältigt die Chemotherapiezyklen routiniert. Tiefe Einschnitte in den Alltag durch Nebenwirkungen der CHT jedoch prägen das Jahr 2009. Zugleich nehmen Inappetenz und Tumorschmerzen zu. Häufige Klinikaufenthalte sind die Folge. Herr H. konnte bereits ein Jahr lang seine Geschäfte nicht mehr führen, die Firma musste aufgegeben werden. Der Sohn ist bei einem fremden Unternehmen angestellt. Das Ehepaar erhält Grundsicherung.

2010 schließlich kommt es zu einer erneuten Einweisung mit dem hochgradigen Verdacht auf einen Darmverschluss. Dieser bestätigt sich, Therapieoptionen gibt es keine mehr. Symptomkontrolle steht jetzt im Vordergrund. Es finden mehrere Gespräche von ärztlicher Seite aus mit der Familie statt, dass „man nun nichts mehr tun könne". Im Rahmen der wöchentlichen Palliativkonferenzen wird Herr H. vorgestellt und die palliativmedizinische Komplexbehandlung für Herrn H. eingeleitet. Diese umfasste intensivere Gespräche, die Betreuung durch Psychoonkologen, Physiotherapie mit dem Fokus auf physikalische Methoden zur Entspannung und Kunsttherapie. Auch Frau H. wird in die Betreuung miteinbezogen, und nimmt Hilfestellungen für sich selbst an. Sie stützt auch den Sohn, der immer noch für das Leben seines Vaters „kämpft" und die absehbare Endlichkeit des Vaters nicht akzeptieren kann. Gemeinsam mit Herrn und Frau H. überlegt sich das Behandler-Team eine Verlegung in ein Hospiz. Hier stehen jedoch derzeit keine Plätze zur Verfügung. Jeden Tag hofft Frau H. auf eine neue Nachricht über freie Kapazitäten. Als sich Herr H. bereits in der Sterbephase befindet, ermöglicht die Station die Unterbringung der Ehefrau bei Herrn H. auf dem gleichen Zimmer und ein Bett wird bereit gestellt. In den letzten Stunden erhält Herr H. Morphin subkutan und ist zunehmend eingetrübt.

In Begleitung einer Pflegefachkraft für Palliativpflege kann Frau H. von Ihrem Ehemann Abschied nehmen. Er schläft friedlich und ohne Schmerzen ein. Die Ehefrau erfährt bis dato Unterstützung durch einen ehrenamtlichen Hospizverein und hat dort neue Bekanntschaften knüpfen können.

2.2 Krankheitsverlaufskurve

In der nachstehenden Grafik werden die Phasen dargestellt, die die Belastungen des im Fallbeispiel von Krebs Betroffenen im Verlauf seiner Erkrankung kennzeichnen. Dabei wird die Definition nach Corbin & Strauss aus dem Jahr 2004 zu Grunde gelegt, die im „Trajekt-Modell" ihre praktische Anwendung findet. Dieses interdisziplinär nutzbare Modell stellt die Krankheitsbewältigung als zentralen Ausgangspunkt für die Versorgung dar. Es ist aus zahlreichen Interviews im stationären und ambulanten Sektor entstanden, basierend auf der Methode der Grounded Theory, einem interpretativen Paradigma.

> *„Der Begriff Verlaufskurve weist nicht nur auf die potenzielle physiologische Entwicklung einer Krankheit hin, sondern auch auf die Arbeit, die zu deren Bewältigung erforderlich ist, auf die Auswirkungen der Krankheit und auf die Veränderungen im Leben des Kranken und seiner Familie, was sich dann wieder auf deren Bewältigung der Krankheit selbst auswirkt."* (Corbin & Strauss, 2004; 31)

Aufgrund des schleichenden Verlaufs kann insbesondere die Krebserkrankung zum sozialen Rückzug führen, der oft nicht wahrgenommen wird. Diese weitreichenden Beeinträchtigungen können zum Hilfebedarf durch Familie und Umfeld oder professionellen Dienstleistern führen. (Lubkin, 2002; 212) Abhängig vom weiteren Verlauf der Erkrankung (Krankheitsstadium) spielt der Allgemeinzustand des Patienten, der Leidensdruck als auch die Einschränkung in der Lebensqualität für das diagnostische und therapeutische Vorgehen eine wesentliche Rolle. Unter Arbeit verstehen Corbin & Strauss den „Umgang mit der Krankheit an sich". (Corbin & Strauss, 2004; 18) Für die Patienten bedeutet eine chronische Erkrankung in der Regel Krankheitsanpassung. Die Behandler sind dabei behilflich, diese mit dem Krankheitseinbruch einhergehenden Verunsicherungen und Probleme zu lösen oder geben Möglichkeiten der Gestaltung des Lebens mit einer chronischen Erkrankung (Schaeffer, 1995; 146).

Die Kurve für das Fallbeispiel ist geprägt durch einen ständigen Wechsel der verschiedenen Phasen, wobei der deutliche Trend eine Abwärtsbewegung nach zunächst eher episodenhaftem Verlauf ist (*Abb. 1*). Es zeigt den schwerpunktmäßigen Interventionsbedarf, der sich zur palliativen Phase hin sichtlich intensiviert hat. Eine kontinuierliche Anpassung der Hilfeleistungen musste auf den tatsächlichen Bedarf des Betroffenen angepasst sein. Die Herausforderung an die professionellen Akteure besteht im Allgemeinen darin, die jeweilige Phase im Krankheitsverlaufs zu identifizieren und einen angepassten Maßnahmenplan zu initialisieren, mit denen der Krankheitsverlauf bewältigt werden kann (Corbin & Strauss, 2004; 51ff.). Hier spielen Instrumente zum Coping[2] und zur Krankheitsbewältigung sowie Assessment- und Screeninginstrumente der Psychoonkologie eine Hauptrolle. Die psychischen Hauptbelastungen werden in *Abb. 2* dargestellt.

---

[2] Begriffsklärung
Die Begriffe „Bewältigung" und „Coping" weisen dem Grunde nach die gleiche Bedeutung, weisen jedoch eine unterschiedliche Herkunft auf. Das deutsche Wort „Bewältigung" ist ursprünglich von „walten" (stark sein, beherrschen) abgeleitet, bildete sich über „Gewalt" (außerordentliche Größe, Stärke, Macht) sowie „überwältigen" (sich einer Sache gewaltig zeigen) im 15. Jhd. heraus und bedeutet „mit etwas fertig zu werden, sich nicht unterkriegen zu lassen und sich von Widerfahrenem nicht überwältigen zu lassen."
„Coping" hingegen kommt aus dem Englischen „to cope with", was soviel wie „sich messen können, gewachsen sein und es mit etwas aufnehmen können" heißt. Beide Begriffe werden oft synonym verwendet, da es in der Bewältigungsforschung keine Einigung auf eine einheitliche Definition gibt. Innerhalb ihrer Arbeiten haben jedoch einige Forscher/innen der jeweiligen Theorie angepasste Definitionen entwickelt, so z. B. die Auslegung von Muthny, wonach Coping jede zur Bewältigung eines kritischen Ereignisses eingesetzte und erfolgsunabhängige Anstrengung bezeichnet. (Baldegger 2000; 126) Krankheitsbewältigung kann im Wesentlichen handlungs-, kognitions- oder emotionsbezogen auftreten und Veränderungen der Situation, der Umwelt oder des Umgangs mit der eigenen Person inklusive der krankheitsbezogenen Gefühle zum Ziel haben.

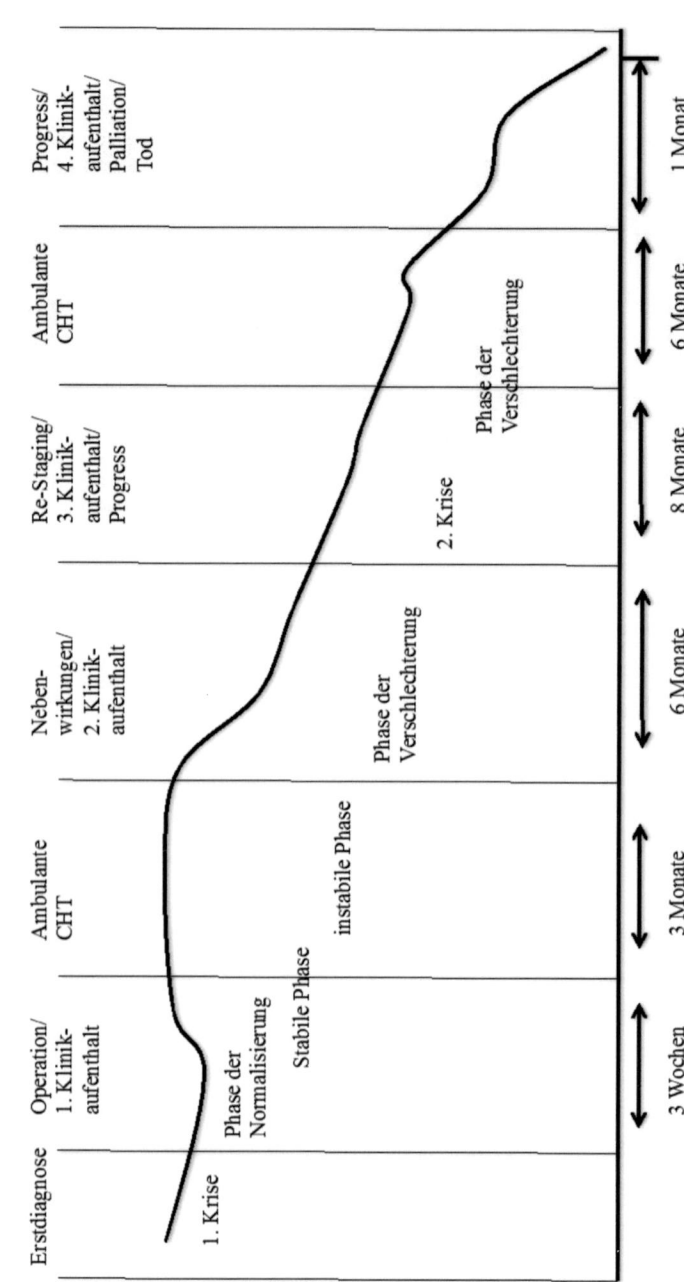

Abb. 1: Krankheitsverlaufskurve (eigene Darstellung)

Beim Trajekt-Modell nach Corbin & Strauss handelt es sich um ein Modell, das auf die spezielle Pflegesituation chronisch kranker Menschen ausgerichtet ist. Die englische Bezeichnung „trajectory" bedeutet wörtlich übersetzt „Flugbahn" und veranschaulicht somit den Verlauf einer chronischen Erkrankung in ihren unterschiedlichen Stadien und Phasen. Es handelt sich um ein ganzheitliches, fallbegleitendes Bezugspflegesystem, das darauf gründet, bei chronischen und schweren Krankheitsverläufen die Biographie des Patienten sowie sein soziales Umfeld miteinzubeziehen. Dabei wird er als partizipierender Partner bei Gesundheit, Prävention, Krankheit und Rehabilitation behandelt. Die Bezugspflegekraft hilft, den Patienten in seiner Selbständigkeit, Selbsthilfe und Selbstautonomie zu unterstützen. Sie befähigt ihn, ein möglichst „normales" Leben zu führen. Sie vermittelt Hilfestellungen beim Zugang zu Ressourcen der Gesundheits- und Sozialleistungen, schafft dabei ein Versorgungskontinuum. Das Modell sieht vor, Case Management praktisch umzusetzen. Chronische Krankheiten sind ernste Erkrankungen, die unter Umständen das gesamte Leben des Betroffenen über andauern. Sie beeinflussen das psychische, emotionale und soziale Wohlbefinden der Person. In vielen Fällen haben sie negativen Einfluss auf die Lebensqualität. Der Betroffene benötigt auf seinem Weg für die Krankheitsbewältigung Unterstützung durch das Gesundheitssystem. Im Sinne des Trajekt-Modells (TM) soll daher ein vertrauensvoller Beziehungsaufbau zwischen der betreuenden Pflegekraft und dem Patienten geschaffen werden."

Corbin und Strauss haben die Phasen des Krankheitsverlaufes wie folgt zusammengefasst: Das erste Stadium eines Krankheitsverlaufes wird bereits als die Zeit vor dem Eintreten der Erkrankung definiert, also vor dem Auftreten von Symptomen und bevor eine offizielle Diagnose erstellt worden ist. Die Einbeziehung dieser Phase in die Abbildung des Krankheitsverlaufes hebt die Bedeutung der Krankheitsprävention hervor. Sobald Anzeichen oder Symptome für eine Erkrankung auftreten, stellen diese den Ausbruch der Erkrankung bzw. den Beginn der Krankheitsverlaufskurve dar.
Dieser Zeitpunkt bedeutet eine signifikante Gesundheitsgefährdung (Krise) für den Patienten, bezogen auf die ganzheitliche Situation des Betroffenen, also seinen Körper, seine Psyche und sein soziales Umfeld. Dieser Krankheitsbeginn kann sich in einer akuten Krankheitsperiode äußern, die aktive Interventionen erfordert, gewöhnlich durch den stationären Aufenthalt in einer Klinik (akute Phase). Bereits hier sollten die angestrebten Versorgungsstrukturen greifen, um eine Verschlechterung der Situation zu vermeiden oder das Auftreten von Komplikationen zu verhindern, die mit den Auswirkungen der Erkrankung zusammenhängen. Sind diese Maßnahmen und Interventionen effektiv, kann eine stabile Phase erreicht werden, die un-

terschiedliche Grade an Unterstützungen erfordert, um den erreichten Zustand aufrecht zu erhalten (stabile Phase). Bei chronischen Verläufen ist es dennoch nicht vermeidbar, dass neue Krankheitsschübe auftreten können, die direkt oder indirekt mit der Erkrankung zusammenhängen.

Diese Situation verlangt eine Neubeurteilung und Anpassung der Maßnahmen, für gewöhnlich ohne stationäre Einweisung, um Stabilität und Bewältigung des Schubes zu fördern (instabile Phase). Reaktionen auf diese Interventionsschwerpunkte zur Erholung des Patienten können an einigen Stellen nicht erfolgreich sein und der Zustand des Patienten kann sich verschlechtern (abfallende Phase), bis zu einem Punkt, wo der Patient unheilbar krank ist (Sterbephase).

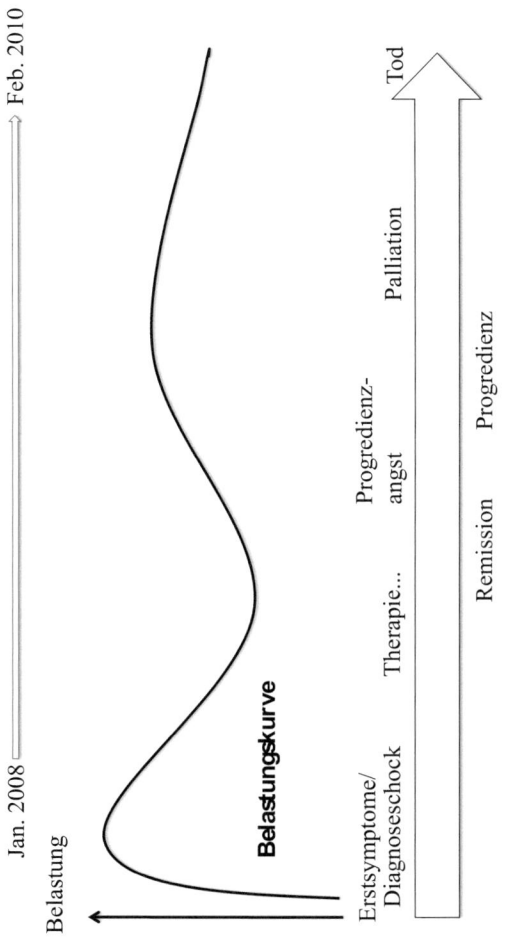

Abb. 2: Belastungskurve (eigene Darstellung)

3. Analyse der Schnittstellen- und Versorgungsprobleme

Das deutsche Gesundheitssystem ist gekennzeichnet durch die weiterhin immanente Trennung der Versorgungsbereiche ambulant, stationär, Rehabilitation und Pflege, Gesundheits- und Sozialwesen, Professionellen-Hilfe und Laienarbeit (Ehrenamt). Das daraus resultierende eher unkoordinierte Parallelwirken verschiedener Leistungserbringer in den Versorgungsstrukturen führt so nicht zu geeigneten bzw. bedarfsgerechten Lösungen für betroffene Erkrankte, da die Verantwortungsreichweiten der einzelnen „Dienstleister begrenzt sind, und nur ein bedingtes Verantwortlichkeitsgefühl daraus resultiert. Zudem verliert der Nutzer den Überblick bei der Vielzahl an Angeboten und kann das für ihn passende nicht heraus selektieren.

Das zu Grunde liegende Fallbeispiel zeigt, dass nicht die für den Erkrankten sinnvollste und optimale Versorgung gewählt wurde. Die Zuführung zu den optimalen Versorgungsstrukturen und eine kontinuierliche Begleitung wären jedoch angezeigt gewesen. Anstatt den gesamten Krankheitsverlauf zu begleiten und daraus den aktuellen Bedarf abzuleiten wurde bisher lediglich nur auf einzelne Abschnitte Bezug genommen, so dass die Diskrepanz zwischen den wirklichen Bedürfnissen des Betroffenen und dem Angebot der Krankenversorgung immer größer wird und eine Unter- bzw. Überversorgung, wenn nicht gar eine Fehlversorgung daraus resultiert.

3.1 Diskontinuität / Desintegration und deren Folgen

Mit dem continuum of care (Weil, 1985) und dem Konzept des Unterstützungsmanagements (Wendt, 1995) gibt es bereits umfangreich diskutierte Ansätze zur Lösung der Fragen nach einer von der WHO 1978 bei der Konferenz in Alma-Ata festgeschriebenen Forderung nach einer kontinuierlichen Gesundheitsversorgung. Diese scheint jedoch auch heute noch nicht erfüllt. Diskontinuität und Desintegration sind nach wie vor ein präsentes Problem in der Gesundheitsversorgung.

Nach Ewers bezeichnet der Begriff Integration die räumliche Dimension des Versorgungsgeschehens und dabei die Systemperspektive. Greifen die notwenigen Strukturen und Prozesse innerhalb des Versorgungssystems nicht ineinander wird dies als Desintegration bezeichnet. Häufig liegt dieser ein Festhalten an strukturellen und professionsbezogenen Grenzen zu Grunde. Ist die zeitliche Dimension der Versorgung in Hinsicht auf die Nutzerperspektive und ein episodenhaftes Agieren, so ist die anfangs beschriebene Kontinuität nicht mehr gewährleistet.

In der Folge stellt sich Diskontinuität ein. (Ewers & Schaeffer, 2003; Schaeffer 2000b)
Diskontinuität und Desintegration als wesentliche Problemstellungen der Gesundheitsversorgung werden im Fallbeispiel wie folgt deutlich:
In erster Linie treten *Kommunikationsdefizite* in den Fokus der Falldarstellung. Ebenso kommen *Schnittstellenprobleme* zum Tragen. Zuletzt mangelt es an *Kooperation* und *Vernetzung* der Leistungserbringer und Versorger. Ein fehlendes Angebot ist das Resultat dieser Konstellation. Die so entstandenen Versorgungsdefizite, die zu einem Teil auch als Folge der Medikalisierung auftreten (näher behandelt in Kapitel 3.2) und mit einer defizitären Patienten- und Ergebnisorientierung einhergehen, bewirken in der Konsequenz nachteilige Effekte auf Krankheitsverlauf, Krankheitsbewältigung und Begleitung in der palliativen Erkrankungsphase. Zudem werden die „Co-Erkrankten", in diesem Fall vorwiegend die Ehefrau als familiäre Hauptbezugsperson, hinsichtlich der eigenen Belastungen nicht ausreichend berücksichtigt und begleitet.

Die Kommunikationsdefizite im Einzelnen:
Onkologische Erkrankungen sind geprägt durch die psychosozialen Belastungen, wie sie für das Fallbeispiel exemplarisch in *Abb. 2* dargestellt sind. Im Vordergrund steht die Bewältigung alltagspraktischer Probleme, emotionaler Sorgen, psychischer Belastungen, spiritueller/religiöser Belange und körperlicher Probleme, die sowohl krankheitsbedingt, als auch therapieinduziert sein können. In den Phasen von Diagnoseschock über Remission, Progredienzangst bis hin zur Palliation sind die vorher benannten Kernelemente des täglichen Lebens ständig in Frage gestellt und bedürfen daher einer kontinuierlichen Betreuung durch professionelle Akteure.
In dem Beispiel von Herrn H. sieht sich der Betroffene auf sich alleine gestellt. Lediglich die behandelnde Onkologin nimmt sich für das Aufklärungsgespräch ausreichend Raum und Zeit, wobei diese Herrn H. nicht über die Eventualität einer CHT hinreichend informiert hat. Eine Erstbetreuung durch einen Psychoonkologen hat nicht stattgefunden. Ebenso gab es seitens der Klinik keine ausreichende Kommunikation an dem Hausarzt, dessen Rolle im gesamten Erkrankungszeitraum eine untergeordnete Rolle spielte. Auch wurden die Belange der Ehefrau nicht zur Kenntnis genommen. Diese hatte im Krankheitsverlauf die Last der Erkrankung ihres Ehemannes alleine zu tragen. Hinzu kam die Doppelbelastung in Bezug auf die berufliche/finanzielle Problematik und das Krankheitsgeschehen. Sie war es zudem, die auch den besorgten Sohn betreute. Eine externe Hilfestellung blieb aus. Dies war ein Grund mit dafür,

dass Frau H. nicht den geeigneten Umgang mit ihrem schwer erkrankten Ehemann erlernen konnte. Häufige Konflikte führten zu einer weiteren Belastung der Paarbeziehung und machten stellten eine außerordentliche Hürde bei der Krankheits- und Alltagsbewältigung dar.

Die Schnittstellenprobleme im Einzelnen:
Schnittstellenprobleme treten erstmalig bei der Entlassung nach der ersten Operation zu Tage. Zwar hat es ein Entlassungsmanagement, wie es der nationale Expertenstandard (DNQP) vorsieht, gegeben, jedoch ist dieses nur auf kurze Sicht und nicht prognostisch ausgelegt worden. Mit einem Case Management-Ansatz hätte die Reichweite der Versorgung vergrößert werden können. Auch wenn nach dem zweiten Klinikaufenthalt in 2009 wegen starker Nebenwirkungen unter der CHT der Sozialdienst mit der Pflegeeinstufung und der Hilfsmittelversorgung befasst war, so kam es schließlich doch zu Versorgungsbrüchen auf der beruflich, sozialen Ebene, da das selbstständige Ehepaar mittlerweile erhebliche Finanzprobleme zu lösen hatte. Die Beantragung von finanziellen Hilfen stellte das Ehepaar auf eine weitere Probe, da dieses die Beiträge für die PKV zu zahlen nicht mehr in der Lage war.
Schließlich zeigen sich erhebliche Versorgungslücken in der Phase der Verschlechterung. Lediglich die Klinik stellte sich als Ansprechpartner heraus, ambulante Hilfeleistungen wurden von Herrn und Frau H. nicht in Anspruch genommen. Durch die geringe Integration und Information des Hausarztes kam es zu häufigen Klinikeinweisungen und eine schleichend einsetzende Symptomkontrolle. Erst als die Beschwerden zu groß wurden, suchte Herr H. erneut die Klinik auf, eine hausärztliche Betreuung war jedoch in mehreren Phasen angezeigt. Eine ambulante palliative Versorgung war schließlich durch einen Mangel an Angeboten nicht möglich, so dass Herr H. im Krankenhaus verstarb.

Der Mangel an Kooperation und Vernetzung der Leistungserbinger im Einzelnen:
Besonders deutlich wird das mangelnde Versorgungsnetz im vorliegenden Fall durch die diskontinuierliche psychosoziale Betreuung und die ausbleibende ambulante Weiterversorgung durch einen niedergelassenen psychologischen Dienst. Die Informationseinholung über die Krebserkrankung und die Therapieoptionen wurde vollständig dem Patienten überlassen. Eine den Krebsbetroffenen aufsuchende Hilfestellung jedoch hätte womöglich einen Compliance- und Coping-fördernden Effekt bewirken können. Die geringe Kooperation mit dem Hausarzt hat den „Drehtüreffekt" verstärkt und hat den Abbruch der ersten CHT mitbedingt. Die auf die initale Weiterversorgung beschränkte Intervention durch den Sozialdienst, in diesem Fall

die Ausstattung mit Hilfsmitteln für das häusliche Umfeld, kennzeichnet die fehlende Vernetzung von stationären und ambulanten Leistungserbringern. So konnte eine Sicherstellung der Beantragung von weiteren Hilfestellungen, insbesondere finanzieller Hilfen nicht erfolgen. Es gab auch keine rückkoppelnden Aktionen seitens der Sozialberatung der Klinik. Die fehlende Kooperation mit ambulanten Dienstleistern, wie Palliativ-Pflegedienst, ökumenische Hospizbewegung, und anderen hat Herrn H. durch ein fehlendes Netzwerk wiederholt und auch in der letzten Lebensphase in das klinische Umfeld getragen.

3.2 Medikalisierung / Desintegration und palliative Ethik

Anders als bei akuten oder subakuten Erkrankungen werden dem von einer Krebserkrankung Betroffenen in jedem Bereich seines Lebens kontinuierliche Anpassungsleistungen an den Krankheitsverlauf abverlangt, wie auch das Fallbeispiel aufzeigt. Dabei erfordern insbesondere die vielfältigen Übergänge von der einen in die andere Phase des Krankheitsverlaufs mit den dazugehörigen Krisen nach einem hinreichend integrierten und kontinuierlichen Begleitungs- und Versorgungsangebot. (Corbin & Strauss, 1993; Corbin, 1994; Schaeffer & Moers, 1993; Schaeffer, 1995b) Bei derartigen chronischen Erkrankungen ist demnach nicht nur eine Orientierung an akuten Problemlagen erforderlich, *„vielmehr ist ein Denken in längerfristigen und komplexen Versorgungszusammenhängen notwendig, das systematisch bereits im präventiven Vorfeld von Krankheit und Kranksein beginnt und, über die akute Kuration hinaus, langfristige Ein- und Ausgliederungsprozesse von Gesunden und Kranken im Blick behält"* (Schwartz et al. 1995 in Ewers, 1996).

Daneben wird aufgrund dieser Anpassungsdefizite sowohl eine Über- oder Unterversorgung als auch eine ungerichtete Überinanspruchnahme vorwiegend ärztlicher Leistungen beobachtet und konnte auch in diesem Fallbeispiel dargestellt werden. Herr H. erhält medizinische Therapien, kann aber in Bezug auf psychosoziale Auswirkungen seiner Erkrankung nur unzureichend betreut werden. Diese Entwicklung bezeichnet Ewers in Verbindung mit der traditionellen Unterbewertung nicht-medizinischer Berufsgruppen als massive *Medikalisierung* von Versorgungsproblemen, die nach einhelliger Meinung mit biomedizinischen Verfahren nur unzureichend zu bewältigen sind. (Baidock & Evers, 1991; Rosenbrock, 1992; Schaeffer, Moers & Rosenbrock, 1994) Aber auch die *Desintegration* von stationärer und ambulanter Versorgung erweist sich zunehmend als problematisch und verlangt nach einem Mehr an Patientenorientiertheit. Diese Problematik betrifft die gesamte deutsche Gesundheitsversorgung, die von hochwertigen Einzelleistungen geprägt ist, jedoch infolge der Fragmentierung der

Leistungsträger und der Leistungserbringung, trotz der Einführung des SGB IX, durch mangelnde Kooperation und Integration der einzelnen Versorgungsmodule gekennzeichnet ist[3]

Im Zusammenhang mit einem palliativ orientierten Prozedere wird die Lücke deutlich, die Desintegration und Medikalisierung in Form von vernachlässigter Patientenorientiertheit hinterlässt. Eine rechtzeitige Vorbereitung auf eine Nichtheilbarkeit und die Bereitstellung von Hilfen zur Anpassung an diese Lebenssituation entspricht einer ethischen Grundforderung und kann helfen, Krankheitsverläufe wie die von Herrn H. „verarbeitbar" zu machen. Die Flucht in eine Maximalmedizin mit dem Fokus auf Kuration scheint wie eine Maske, hinter der sich die Behandler verstecken, um nicht mit der Frage der Endlichkeit seines Patienten konfrontiert zu werden. Haben schließlich alles Therapien versagt, bleiben oft nur die Worte „Wir können jetzt nichts mehr tun" im Raum stehen. Dahinter aber verbergen sich Ohnmacht, Hilflosigkeit und ein Trugschluss. Den auch die Symptomkontrolle, das Leiden verhindern, die Schmerzstillung sind Dinge, die getan werden können. Ebenso die menschliche Begleitung und die Hilfestellung in sozialen Fragen sind Maßnahmen, die genauso Bestandteile der Gesundheitsversorgung sein sollten, wie die primär verfolgten medizinischen Ansätze. Hier kann Case Management in Form von anwaltschaftlichen und vermittelndem Handeln her unterstützen und agieren.

4. Case Management als Lösungsstrategie

Grundlegendes: Veränderungen in der wirtschaftlichen und damit zusammenhängenden gesundheitspolitischen Struktur haben Case Management in Deutschland flächendeckend, zunächst als Modell, mittlerweile zunehmend als erfolgreichen Lösungsansatz publik gemacht. Die Ausgangslage wird oftmals mit den Schlagworten DRG, Multimorbidität, Zunahme an chronischen Erkrankungen (Inzidenzsteigerung) und Zeitdruck beschrieben. Daraus ergeben sich in der Praxis folgende Fragestellungen: Wie kann man Krankenhäuser mit begrenztem Budget erhalten und dabei dennoch zukunftsfähig ausrichten? Im Fokus der Lösungsansätze steht dabei in erster Linie die Prozessoptimierung, um den Ressourcen-Verbrauch zu senken und Erträge zu steigern. Spätestens seit der Einführung der DRGs (Fallpauschalen) ist der wirtschaftliche Druck auf die Kliniken stark angewachsen. Denn: Gestaltet sich die Behandlung eines Patienten aufwändiger, als durch die pauschale Vergütung gedeckt, findet darüber hinaus keine Erstattung von weiterhin erbrachten Leistungen

---

[3] vgl. Sachverständigenrat zur Begutachtung der Entwicklung im Gesundheitswesen, Gutachten 2007, Kooperation und Verantwortung – Voraussetzung einer zielorientierten Gesundheitsversorgung.

statt. Gelingt es dennoch, den Patienten im Rahmen der Pauschalisierung oder gar kosteneffizienter zu behandeln als es die DRG vorgibt, ließe sich ein Gewinn erzielen. Die fallbezogene Prozesssteuerung im Case Management ergibt sich aus Lotsenfunktion, der Auswahl der optimalen Hilfe, der Begleitung und Überprüfung der „Wirksamkeit". (Löcherbach, 2003)

Angesichts der Notwendigkeit zum effizienten und ökonomischen Umgang mit *Diagnosis Related Groups* (DRGs) und den dadurch stetig kürzer werdenden Verweildauern, sind Prozess- und Ablaufoptimierungen im deutschen Gesundheitswesen notwendig geworden. Durch die Einführung der DRGs wurde ein Anreizsystem für Leistungserbringer geschaffen. Der Anstieg der Gesundheitsausgaben kann als Ergebnis der demografischen und gesundheitlichen Entwicklung unserer Gesellschaft, der Zunahme von Zivilisationskrankheiten, vermehrter Pflegeabhängigkeit in hohem Lebensalter und der Zunahme von chronischen Erkrankungen insgesamt sowie den Erfolgen der professionellen Pflege und der modernen Medizin gesehen werden. Damit wird der Teil von Patienten, der sich nicht mehr selbstständig durch das Gesundheitssystem manövrieren kann, kontinuierlich größer. Vor diesem Hintergrund ist der Begriff Case-Management in Deutschland zuletzt immer populärer geworden. Case Management ist das Nutzen von Strategien zur Qualitätssteigerung, Koordination und Beauftragung von Dienstleistungen für Personen, die ihre eigene Versorgung nicht organisieren können und für die das Gesundheitssystem somit aus eigener Initiative schlecht nutzbar geworden ist. Die Methode will sich zum Begleiter des Patienten durch die verschiedenen Bereiche des Gesundheitssystems machen. Es bietet Lösungsansätze für verminderte Selbstpflegepotenziale und Informationsdefizite am Übergang der Schnittstellen zwischen stationärem und ambulanten Setting. Aufgrund der geringen Ganzheitlichkeit in der Betrachtung eines Patientenfalles, liegt ein Defizit bei der psychosozialen Betreuung und Beratung vor. Daher kommt es zu Versäumnissen in der Gesundheitsförderung, Prävention und Rehabilitation und zu Unterbrechungen in Behandlungsprozessen. So gelingt es heute nur wenigen Patienten, sich notwendiges Expertenwissen zum Umgang mit ihrer Erkrankung anzueignen. Die Betreuung durch Case Management richtet sich zumeist an Patienten, die sehr schwer und / oder chronisch erkrankt sind, oder aufgrund ihrer geistig-kognitiven, psychischen oder sozialen Lage nicht in der Lage sind, ihre Versorgung durch Ressourcen des Gesundheitswesens selbständig zu gewährleisten. Dies sind vielfach onkologisch erkrankte Menschen, psychisch Kranke, multimorbide Patienten, sozial Schwache, Patienten mit sprachlichen Defiziten und generell Menschen, in deren Situation es zu ungünstigen Kombinationen von sozialen, ökonomischen und gesundheitlichen Problemlagen kommt, die eine Unterstützung durch Case Management-Maßnahmen notwendig macht. (Schaeffer, 2000)

Die professionelle Pflegekraft ist, wegen ihres Expertenwissens und ihrer gewachsenen Vermittlerfunktion zwischen den diversen Disziplinen des Gesundheitswesens, eine geeignete Inhaberin des Handlungsfeldes Case Management. Die zur weiteren Qualifizierung hilfreichen Wissensbereiche erschließen sich bereits weitgehend durch entsprechende Fachweiterbildungen und innerhalb der Akademisierung der Pflege.

Case-Management-Modelle

Wie Ewers und Schaeffer in *Case-Management in Theorie und Praxis* (2000) erläutern, lassen sich die vielen schwerpunktabhängig bestehenden Modelle in drei Gruppen ordnen. Diese richten sich nach der Positionierung der Case-Management-Modelle in der anwendenden Organisation, durch welche die Klienten betreut werden; also nach dem Ort, von dem aus gehandelt wird. Für den klinischen Bereich kommt vorwiegend das *Case Management durch die Leistungserbringer* in Betracht:

Hier wird CM als Versorgungssteuerung im stationären wie ambulanten Bereich angesiedelt. Ziel ist es, durch die Einführung von systematisierten Steuerungsmechanismen Reibungsverluste an den Schnittstellen zwischen ambulant/stationär, hausärztlich/fachärztlich und medizinisch/pflegerisch/sozial zu vermeiden, zur Versorgungsintegration und -kontinuität beizutragen und die Qualität der ambulanten medizinischen Versorgung und Rehabilitation sicherzustellen. Beispiele hierfür finden sich schon länger in Krankenhaussozialdiensten, wo man sich um bessere Überleitung vom stationären in den ambulanten Sektor bemüht.

Case Management gilt zunächst einmal als moderner Handlungsansatz, bei dem nach Löcherbach (2008) nicht die Einzelkomponenten, sondern die Kombination von begleitender und koordinierender Tätigkeit zum Tragen kommt und in Bezug auf Hilfeplanung und Monitoring ein systemisches wie systematisches Vorgehen möglich wird. Dies führe dazu „Hilfeprozesse" neu zu definieren und diese für den klientenorientierten Nutzen transparenter zu machen. Bezieht man nun CM-Strategien auf eine Klientenversorgung im palliativen Kontext, so sind die insbesondere die Schaffung vernetzter Strukturen zwischen den Leistungserbringern von Nöten, da sowohl der stationäre, als auch der ambulante Sektor in häufigem Wechsel mit der Versorgung beauftragt sind. Weiterhin ist die individuelle Begleitung eines palliativen Patienten daher unabdingbar, als dass in besonderer Weise auf Bedürfnisse und Bedarf des Betroffenen und seines familiären, wie sozialen Umfeldes eingegangen werden muss.

4.1 Zielsetzungen

Case Management umfasst die Organisation, also im Einzelnen die Planung, Begleitung, Steuerung und Evaluation von Handlungsabläufen mit dem Ziel einer effizienten und effektiven Versorgung des Betroffenen Inanspruchnehmers. Es dient ebenso zur Fall- wie auch zur Systemsteuerung von Hilfeprozessen. Daher lassen sich Versorgungsbrüche wie in dem Fallbeispiel geschehen vermeiden und eine kontinuierliche wie integrierte Versorgung sicherstellen.

Nach der Definition von Ewers *„ist Case Management eine auf den Einzelfall ausgerichtete, diskrete, d. h. von unterschiedlichen Personen und in diversen Settings anwendbare Methode zur Realisierung von Patientenorientierung und Patientenpartizipation sowie Ergebnisorientierung in komplexen und hochgradig arbeitsteiligen Sozial- und Gesundheitssystemn"*.
(Ewers, 2005a; 8)

Der Casemanager ist primär dafür zuständig, dass der Patient zielgerichtet, zeitnah und koordiniert alle erforderlichen Leistungen erhält. Diese müssen von der Aufnahme bis zur Entlassung zugeordnet sowie auf ihren Wirkungsgrad und die erforderlichen Kosten hin überprüft und evaluiert werden. Im Ergebnis lassen sich dringend benötigte zusätzliche Einsparpotenziale mobilisieren. Denn nur ein angemessener Ressourcenaufwand, also effizient abgestimmter Behandlungsablauf führt zu einer Verbesserung der Kosten- und Erlösrelation.

Aufgabenbereich des Case Managements

Case Management im engeren Sinne ist Arbeit mit Klienten, die eine komplexe Problemsituation bewältigen müssen, in der sie mit zahlreichen Akteuren konfrontiert sind. In Krankenhäusern ist die Komplexität der Situation dadurch gekennzeichnet, dass sich die Versorgung nicht mehr über einen Behandlungspfad abbilden lässt. Dies betrifft zum Beispiel Patienten, die mit einer unklaren Diagnose aufgenommen werden und bei denen verschiedene Fachabteilungen beteiligt werden, um die Diagnose zu stellen und anschließend eine Therapie durchzuführen. Case Manager des Krankenhauses sorgen bei diesem Patientengut für eine individualisierte Prozesssteuerung. Ihre Aufgaben sind deshalb komplexer als bei den

Patienten der Regelversorgung. In einem differenzierten Assessment wird der individuelle *Versorgungsbedarf erhoben und in einem individuellen Plan die Versorgung festgelegt.*

Pflegefachkräfte als professionelle Case Manager

Pflegekräfte erfahren durch die Ihnen gegebene Patientennähe oftmals intime und persönliche Aspekte im Hinblick auf psychische Verfassung, soziale Probleme und eine möglicherweise bestehende psychosoziale Betreuungsbedürftigkeit. Zudem sind Pflegekräfte die ersten und primären Ansprechpartner für Patienten, aber auch deren Angehörige. Grundlagen für die Übernahme von Case Management nach erfolgter zertifizierter Weiterbildung (DGCC) bilden bereits die in den Regelungen der Erstausbildung enthaltenen Beratungskompetenzen.

In der Novelle des Krankenpflegegesetzes vom 16. Juli 2003 wird die eigenständige Beratung, Anleitung und Unterstützung von Patientinnen und Patienten und Ihrer Bezugspersonen in der individuellen Auseinandersetzung mit Gesundheit und Krankheit, neben der Förderung physischer und psychischer Gesundheit, ausdrücklich gefordert. (KrPflG §3, Abs.2c)

Hinzu kommen folgende Tatsachen: Nur die Pflege kommt kontinuierlich berufsgruppenübergreifend ihrer direkt patientenbezogenen Arbeit nach und unterhält die meisten Kontakte mit den Kranken. Pflege kann die Ergebnisse von Teilprozessen zusammenführen, nötigenfalls neu koordinieren und so auf den Ablauf des Gesamtprozesses steuernd einwirken. Durch die Anwendung des Pflegeprozesses ist der Pflege prozessorientiertes Denken und Handeln vertraut. Wie bereits ausgeführt sind die kommunikativen und interaktiven Fähigkeiten in der Pflege gut ausgebildet.

Onkologisches Case Management bei zunehmender Inzidenz von Krebsentitäten

Ungefähr 30 Prozent aller Krebspatienten entwickeln im Verlauf Ihrer Erkrankung behandlungsbedürftige psychische Störungen oder bedeutsame Belastungsreaktionen. (Zabora et al., 2001; Herschbach et al., 2004) Leider zeigt die aktuelle Forschung, dass nur ein Bruchteil derer einer angemessenen Behandlung zugeführt wird, geschweige denn eine Betreuungsbedürftigkeit überhaupt identifiziert wird. Die Ursachen dafür werden in der Konstellation des Krankenhausumfeldes vermutet. Behandelnde Ärzte verlassen sich womöglich darauf, dass Patienten ihre Unterstützungswünsche selbst äußern. Zudem lassen sich subjektive Patientenreaktionen nicht mit objektiven Krankheitsparametern vereinen.

Daher könne der behandelnde Arzt nicht nach „Aktenlage" über die Einschaltung eines Psychoonkologen entscheiden, was gegebenenfalls ein Kosten- und Ressourcenrisiko birgt. (Herschbach & Heußner, 2008; 76)

Fest steht, dass speziell geschulte Pflegende hier eingesetzt werden können, um entsprechende Einschätzungen zu geben und Belastungsreaktionen zu erkennen. Trotz des Umstandes kürzerer Liegezeiten und damit verbunden eingeschränkter und begrenzter Interventionsmöglichkeiten, ist die initiale Ermittlung eines Betreuungsbedarfs unerlässlich, gerade um die oben erwähnte Nicht-Zuführung der behandlungsbedürftigen Patienten zu ambulanten Therapien zu minimieren. Besonders vor dem Hintergrund, dass Patienten zum Teil auch viele Jahre nach einer Krebsdiagnose und akuten Behandlung unter einer hohen Symptombelastung leiden, erscheint die rechtzeitige psychoonkologische Intervention unabdingbar. (Mehnert, 2009; 43-45)

Beispielsweise bilden Patienten die nach Diagnosestellung dissoziative Abwehrreaktionen in Form von **Derealisation** (*Erleben wie in einem Film*), **Depersonalisation** (*es geht um jemand anderen, das kann ich nicht sein*) oder einem **veränderten Zeiterleben** (*alles läuft wie in Zeitlupe*) zeigen, mit höherer Wahrscheinlichkeit posttraumatische Belastungsreaktionen aus. (Angenendt, Tschuschke et. al., 2007; 47ff)

Zudem begrenzt sich ein entsprechendes Screening nicht auf psychische Störungen. Vielmehr können auch soziale Probleme detektiert werden und durch die Pflegenden in den Pflegeprozess, etwa durch Angehörigengespräche oder Weitergabe an den Sozialdienst integriert werden. Erfährt ein Krebsbetroffener erst im Laufe seines Aufenthaltes von seiner Krebserkrankung ist ein Diagnoseschock und sind die daraufhin auftretenden Verhaltensweisen ein weiteres wichtiges Argument für die psychosoziale Beratung durch Pflegende. Diese können erste Reaktionen zeitnah und innerhalb eines geschützten Raumes auffangen. Dazu gehört auch, den Patienten kontinuierlich zu begleiten. Übrige Mitarbeiter können von der den Patienten betreuenden Kraft informiert und angeleitet werden. Hier dienen Screeningverfahren wie Hornheider Screening-Instrument und Disstress-Thermometer im Hinblick auf die dokumentierte, nachvollziehbare Pflegeplanung als zentrales Instrument.

Wichtig sind die anamnestischen Einschätzungen auch deshalb, weil onkologische Patienten oft eine hohe Frequenz stationärer Aufenthalte aufweisen. Liegen entsprechende Screeningergebnisse vorausgegangener Aufenthalte vor, optimiert dies den Pflegeprozess. Betrachtet man schließlich die Patientenversorgung in der palliativ-terminalen Krankheitsphase existieren im Zusammenhang mit der Komplexbehandlung Palliativmedizin entsprechende interdisziplinäre

Interventionen oder eine Überleitung an Hospize, ambulante Palliativ-Pflegedienste. Somit beziehen sich die möglichen Aufgaben eines Case Managers einer onkologischen Station auf die Koordination der Inanspruchnahme von Leistungen entsprechender Anbieter im Rahmen der Versorgung. Hierbei müssen bereits bei der Aufnahme Entlassung beziehungsweise Verlegung der Betroffenen berücksichtigt werden. Die Koordination und Kooperation der Beteiligten und Einrichtungen kann von einzelnen Leistungserbringern des Behandlungsteams nicht vollständig vollzogen werden. Anhand von Qualitätszirkeln kann dann ein Case-Management-System etabliert werden. Hierbei profitiert die Einrichtung von der Koppelung der organisatorischen Maßnahmen mit dem Einsatz einer entsprechend qualifizierten Pflegekraft: Der Case Manager ist neben seiner koordinierenden administrativen Funktion dem Erkrankten beratend und psychosozial unterstützend zur Seite gestellt. (Lorenz-Krause & Phillip-Metzen, 2003)

Eine deutlich messbare Steigerung der Ergebnisqualität und Versorgungsqualität ist dadurch erreichbar. Der Case-Manager wird eine eigene Dokumentation der erbrachten Leistungen durchführen Folgende Punkte sollten dabei dokumentiert werden:

Diagnose, Nebendiagnosen, aktuelle Probleme, soziale Situation (Angehörige, Bezugspersonen, häusliche Versorgung), medizinische Unterlagen (Arztbrief, Röntgenbilder, bisherige Befunde), Ressourcen (Hilfsmittel, eigene Ressourcen, Unterstützung durch pflegende Angehörige).

Zusammenfassend lässt sich feststellen:
Ziel des Case Managements ist also die fallbezogene soziale und gesundheitliche Versorgung, die mit Kooperation und Koordination einhergeht.

<u>Somit lassen sich die CM-Ziele wie folgt subsummieren:</u>

- Bestmögliche Patientenorientierung

- Optimale Leistungsprozessgestaltung

- Verbessertes Schnittstellenmanagement (intern und extern)

- Effiziente und kostengünstigere Patientenversorgung

- Qualität und Quantität werden kontrollierbar

Des Weiteren stellt Case Management ein Konzept zur Steuerung von komplexen sozialen oder gesundheitlichen Fallsituationen dar. Aufgrund der zunehmenden Spezialisierung und Ausdifferenzierung von Hilfeleistungen werden Leistungen für die jeweiligen Fallkonstellationen meist von diversen Diensten und Fachpersonen erbracht. Im Einzelfall bedeutet das, dass verschiedene Professionen und Stellen unterschiedliche und jeweils inhaltlich eher begrenzte Hilfeleistungen mit einer zeitlichen begrenzten Zuständigkeit für die Betroffenen erbringen. Fehlende Unterstützung sowie ein unzureichender Blick auf die Gesamtsituation der Betroffen sind die häufigen Folgen. Die fehlenden Unterstützungsleistungen über die Grenzen von Hilfeangeboten hinweg führen wie bereits erläutert nach Kleve et al. (2006) zu Diskontinuität im Hilfeprozess und für die Betroffenen zu einer zunehmenden Desintegration. Case Management beabsichtigt eine solche Diskontinuität sowie die damit einhergehende Desintegration zu überwinden.

4.2 Methodik des Case Managements

Im Mittelpunkt des Case Managements steht der Einzelfall in dem ein Akteur aus der Vielzahl von professionellen Beteiligten die Rolle des Case Managers übernimmt. Der Case Manager steuert den Unterstützungsprozess und moderiert insbesondere die Kommunikation unter den beteiligten Personen und Organisationen. Gemeinsam mit der betroffenen Person und den relevanten Akteuren wird die Fallsituation analysiert und die Bedarfslage eingeschätzt. Auf dieser Grundlage werden Ziele und Unterstützungsleistungen ausgehandelt und verbindlich festgelegt. Der Case Manager koordiniert und überwacht die Durchführung und reflektiert zusammen mit dem/der Nutzer/-in den Prozess und den Grad der Zielerreichung. Neben diesen systematischen Verfahrensschritten wird Case Management auf der methodischen Ebene auch von einer Reihe von handlungsleitenden Prinzipien bestimmt, wie beispielsweise der konsequenten Orientierung an der Bedarfslage von Betroffenen oder der Stärkung der Eigenverantwortung und der Selbstbefähigung (Empowerment). Case Management beschränkt sich jedoch nicht nur auf fallbezogene Handlungen. Das steuernde und koordinierende Verfahren kann nur gelingen, wenn fallübergreifende Prozesse und Strukturen in und zwischen Organisationen etabliert werden, welche die Zusammenarbeit von unterschiedlichen Beteiligten erst ermöglichen. Case Management verlangt von Organisationen, dass diese ihre Prozesse und Strukturen auf die Anforderungen einer umfassenden Fallsteuerung ausrichten. In der Literatur wird von drei unterschiedlichen Realisierungsebenen im Case Management gesprochen, nämlich von der Fall-, der Organisations- sowie der Versorgungsebene (Kleve, 2008). Wolf Rainer Wendt hat wiederholt auf die Unzulässigkeit hingewiesen, das Konzept Case Management auf die Strukturierung des Ablaufs von personenbezogenen Hilfeleistungen zu verkürzen (2008).

Die folgende Abbildung stellt die spezifischen Abläufe von Case Management auf Fall- und Systemebene übersichtlich dar:

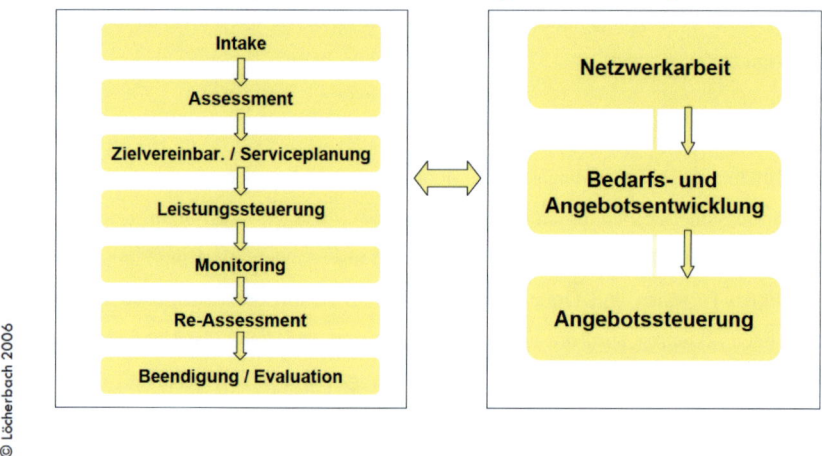

Abb. 3: Spezifika von Case Management (Vortrag DGCC, Löcherbach 2006)

Case Management findet regelhaft Anwendung bei Patienten mit einem komplexem Hilfebedarf und immer dann, wenn die Beteiligung vieler verschiedener Akteure und eine Überforderung der Patienten und seiner Angehörigen bei der Koordination und Inanspruchnahme der Versorgungsleistungen vorliegt. Die Fallsteuerung erfolgt in diesen Fällen mit Hilfe des Case-Management-Regelkreis.

Case-Management-Regelkreis:

Das methodische Vorgehen im Case Management entspricht einem zyklischen Prozess, der in einzelne Handlungsschritte untergliedert ist. Dem Case-Management-Regelkreis werden mindestens fünf unterschiedliche Basis-Komponenten zugeordnet (Ewers, 2005c; 72ff):

Beim *Intake* geht es darum, wie Patienten und Angehörige Zugang zu den Leistungen des CM erhalten können. In Teambesprechungen, CM-Visiten und durch Screening kann CM als selektierendes Instrument und als aufsuchendes Hilfsangebot eingesetzt werden. Im Falle von onkologischen und palliativen Patienten ergibt sich ein Case Management durch den Betroffenenkreis und deren Identifikation durch Palliativkonferenzen oder im Rahmen der palliativen Komplexbehandlung, die per se die Beteiligung eines sozialen Dienstes vorsieht und durch die Fallpauschalisierung entgeltlich berücksichtigt. Diese Patientengruppe weist in der Regel Selbstpflegedefizite und komplexe Versorgungsansprüche auf, die als Intake-Kriterien gewertet werden können. Im vorliegenden Fall etwa ergeben sich körperliche Einschränkungen durch Erkrankung und Therapie, psychische und familiäre Überbelastungen und soziale Fragestellungen.

Nach dem Intake erfolgt das *Assessment*, also eine umfassende Beschreibung und Dokumentation der Lebens- und Versorgungssituation, der ökonomischen Situation und der Bedarfslage des Betroffenen. Probleme des Patienten im Fallbeispiel und seiner Angehörigen beziehen sich auf folgende Bereiche: (Menzel, 2008)

Krankheitsbewältigung: Probleme bei der Krankheitsverarbeitung, Existenzängste, Progredienzangst, Probleme bei der Entwicklung von Lösungsstrategien und Perspektiven.

Soziale Netzwerke: fehlende Angehörige oder fehlende soziale Vernetzung, Partnerschaftskonflikte, familiäre Belastungen.

Zugang zu sozialstaatlichen Leistungen: ungenügender oder fehlender Versicherungsschutz, Probleme bei der Sicherung von Leistungsansprüchen, unzureichende wirtschaftliche Sicherung.

Funktions- und Leistungseinschränkungen: eingeschränkte psychische Belastbarkeit und körperliche Leistungsfähigkeit, eingeschränkte Handlungsfähigkeit

Alltagsbewältigung und Wohnumfeld: unzureichende Selbstversorgung, Probleme bei der Bewältigung des Alltags, Selbstpflegedefizite, unzureichende psychotherapeutische Versorgung.

Teilhabe am Arbeitsleben: eingeschränkte Teilhabe am Arbeitsleben, Minderung der Erwerbsfähigkeit.

Für die Erfassung der Alltagskompetenz und der Funktionseinschränkungen spielen Assessment-Instrumente wie der Barthel-Index, der Erfassungsbogen RAI HC 2.0 nach Garms-Homolová (2002) eine Rolle, sowie optional ein psychoonkologisches Basis-Screening, wie das Disstress-Thermometer oder der Hornheider Fragebogen, der im vorliegenden Fallbeispiel im Rahmen von onkologischen Patienten eingesetzt werden sollte. Im Rahmen der palliativen

Komplexbehandlung steht das sogenannte HOPE-Verfahren im Vordergrund. Hierbei handelt es sich um die H̲ospiz- und P̲alliativ-E̲rfassung Standarddokumentation, die zur Dokumentation der Palliativversorgung und als Instrument der Qualitätssicherung von Palliativstationen und Hospizen, onkologischen Abteilungen sowie von palliativärztlichen und -pflegerischen ambulanten Diensten eingesetzt wird.

Der RAI liefert neben der Erfassung von Sinneswahrnehmungen, kognitiven Fähigkeiten und aktuellen Krankheitsdiagnosen sowie Medikation, auch Ergebnisse zu Selbstversorgungsdefiziten bei elementaren und instrumentellen Verrichtungen (ADL, IADL). Zugleich werden Angaben zur Ernährungssituation, zu Schmerzproblematik, zum Wohnumfeld, zum informellen Helfernetz und zur Nutzung von professionellen Diensten erfasst.

Nach der umfassenden Problem- und Ressourcenanalyse erfolgen gemeinsam mit dem Betroffenen und den Bezugspersonen die Planung der Hilfen und die Vereinbarung von Zielen, das sogenannte ***Service planning***. Ziele sollten dabei „smart" formuliert werden, das heißt *spezifisch, messbar, anspruchsvoll, realistisch und terminiert.*

Entsprechend dem zuvor ermittelten Hilfebedarf werden mit den Beteiligten Vereinbarungen zu Versorgungs- und Unterstützungsleistungen getroffen und in einem Versorgungsplan niedergeschrieben. (Brinkmann, 2010, zit. nach Remmel-Faßbender 2009; 155) Die gemeinsame „Vertragsfestlegung" führt zu verbesserter Akzeptanz bei den Beteiligten und schafft Verbindlichkeit.

Der exemplarische Hilfe- und Versorgungsplan für Herrn H. wird im Kapitel 5 aufgeführt.

Nach der Hilfeplanung kommt es zu einer Verknüpfung von Klientensystem und Hilfeleistung. (Brinkmann, 2010, zit. nach Galuske 1999; 186, zit. nach Lowy)

Hierbei handelt es sich um die Phase des ***Linking / Implementierung***, bei dem die jeweils an die Situation angepassten Hilfeleistungen ermittelt und dem Betroffenen zugänglich gemacht werden. Grundlage dafür ist der nachfolgend exemplarisch angefertigte Versorgungsplan.

Darauf folgt schließlich die kontrollierte Durchführung der Interventionen, das ***Monitoring und Re-Assessment***. Dabei zeigt sich auch die fortlaufende Dokumentation der Tätigkeiten und der Abläufe unerlässlich. Die Dokumentation verknüpft dabei die Prozessabläufe, etwa bei der internen Schnittstellenoptimierung mit Medizincontrolling und ärztlichem Dienst. Am Ende des Prozesses wird die Wirkung und Qualität der erbrachten CM-Leistung evaluiert. In der ***Evaluationsphase*** wird auch die Patientenzufriedenheit beurteilbar. Im Vordergrund stehen das Abgleichen und Auswerten der im Versorgungsplan definierten Ziele mit den erbrachten Versorgungsleistungen. Dazu wird erneut auf das RAI HC 2.0 zurückgegriffen. In Bezug auf die im Fallbeispiel betroffene palliative Patientengruppe endet die Evaluation in der Regel mit einer abschließenden Versorgung in der terminalen Lebensphase. Hier sind die Rückmeldung von Angehörigen und betreuenden Instanzen wie Hospiz, ambulanter Palliativpflegedienst die wichtigsten Evaluations- und Feedbackgrößen. Zur Dokumentation eignen sich die verschiedenen Module der HOPE-Dokumentation.

5. Entwicklung eines Versorgungsplanes

Bei der Entwicklung eines individuellen Versorgungsplanes stehen gleich mehrere Akteure im Fokus der Planung: Patient, Angehörige, Ärzte, Pflegende, Physiotherapie, Psychologe und andere. Anhand der Problemfeststellungen werden kurz,- mittel- und langfristige Versorgungsziele formuliert. Wichtig ist es dabei, ein übergeordnetes Ziel zu formulieren. In den ersten Schritten erfolgt das Assessment, also die Identifikation der Problemstellungen in der Versorgung. Anschließend erfolgen die Zielvereinbarungen und ein detaillierter Maßnahmenkatalog. Die Ziele müssen sich, um der Forderung nach Integration und Kontinuität gerecht zu werden, auf die stationäre Phase, die anschließende Entlassung und den poststationären Verlauf beziehen. Dabei müssen ambulante Schnittstellen berücksichtigt sein. Die stetige Evaluation ermöglicht die notwendigen Anpassungsschritte und reagiert damit auf Veränderungen im Bedarfsverlauf.

Im Folgenden steht exemplarisch ein Versorgungsplan für Herrn H., dessen Krankheitsverlauf von Progress und Palliation gekennzeichnet ist. Das Case Management setzt bereits an der Stelle an, an der zwar kurative Ansätze verfolgt werden, der Pat. jedoch erstmalig verschlechtert in die Klinik kommt, und prognostisch eine Progress der Erkrankung zu erwarten ist.

5.1 Versorgungsplan

Sofortmaßnahmen: (Umsetzung sofort bis 2 Wochen):
Situation 2008 bis Mitte 2009. Herr H. erhält bereits nach der Verschlechterung seines Allgemeinzustandes nach der ersten CHT eine Pflegestufe I gemäß SGB XI (Pflegeversicherung), als Privatpatient durch Entscheidung nach Aktenlage. Dazu hat der Case Manager die zuständige Krankenkasse des Pat. kontaktiert. Durch die ausbleibenden Einkünfte aus selbstständiger Arbeit bemüht sich der Case Manager um die Beantragung von finanziellen Leistungen, wie Hilfe zur Pflege und Leistungen des Rententrägers und bemüht daher den sozialen Dienst des Krankenhauses. Weiterhin wird im Rahmen der onkologischen Erkrankung und der vorbestehenden Gehbehinderung durch eine Rheumaerkrankung ein Antrag auf Schwerbehinderung beim Versorgungsamt gestellt. Der Case Manager holt dazu die notwendigen Befunde bei den Hausärzten ein und trägt die Befunde aus der Klinik zusammen. Herr H. kann so eine Anerkennung einer Behinderung gemäß SGB IX §2 Abs. 2 mit einem GdB von 70 Prozent erreichen. Eine Heilungsbewährung wird auf 5 Jahre festgelegt. Gemeinsam

mit Frau H. wird ein Sanitätshaus mit der Hilfsmittelausstattung (Toilettenstuhl, Rollator) beauftragt. Des Weiteren soll eine ambulante Physiotherapie erfolgen. Mit den zuständigen Pflegefachkräften werden Anleitungssituationen und eine entsprechende Angehörigenschulung vereinbart. Hierbei werden nochmals Tipps im Umgang mit Nebenwirkungen durch die CHT besprochen (besondere Beobachtung auf Stomatitis, Durchfall, Erbrechen) und Möglichkeiten einfacher Hilfestellungen erläutert (Mundpflege, Hautpflege, Ernährungstipps); Eine zusätzliche Ernährungsberatung wird veranlasst, ebenso die Stomatherapie für die weitere Versorgung mit Hilfsmitteln. Schließlich wird die zuständige Psychoonkologin durch den Case Manager mit der Einrichtung einer ambulanten psychoonkologischen Weiterbetreuung beauftragt. Der Hausarzt wird über die aktuelle Situation informiert und zur Rezeption der Schmerzmedikamente zwecks suffizienter Analgesie und zur Verordnung von Physiotherapie angehalten.

Case Management Hilfeplan

Aktenzeichen: Case Manager:	Kontakt: Tel: Email:	Datum
Klient: Herr H. Adresse: Aufnahmenummer: 12345	Kontaktzeiten: Mo.-Fr. 8 bis 16 Uhr	

Helfer sollten wissen...		
Ich habe Schwierigkeiten mit: (Zutreffendes bitte ankreuzen)	Denken und/oder Erinnern	Sehen und/oder Erkennen
	Hören und/oder Verstehen	mich bewegen X
Ergänzender Kommentar:	*Ich habe starke Schmerzen in den Knien und daher fällt mir das Laufen schwer.*	
Meine Verkehrssprache ist:	*deutsch*	Übersetzer notwendig? ja: nein: X
Verstehen fällt mir leichter,	...wenn ich etwas selbst lese. X ...wenn man mit mir spricht. ...wenn ich Bilder sehe.	...wenn man mir etwas zeigt. ...wenn ich Tonbänder höre. Sonstiges:
Ergänzender Kommentar:	*Durch die Chemo leide ich oft an Schwindel und Übelkeit.*	
Ergebnisse des Assessments und der vereinbarten Ziele		
Übergeordnetes Ziel des Hilfeplans (Globalziel): *Verbesserung der physischen, psychischen und sozialen Situation, Vermeidung von häufigen Krankenhausaufenthalten*		

Wo liegen Risiken und welcher Hilfebedarf besteht? (Ergebnisse des Assessments)	Was konkret wird gemacht und wer ist verantwortlich? (vereinbarte Maßnahmen)	Was mit diesem Ziel erreicht werden soll...! (erwartete Ergebnisse)
Durch die rheumatoide Arthritis ist Herr H. stark eingeschränkt in seiner Gehfähigkeit und benötigt eine suffiziente Schmerztherapie sowie Hilfsmittel zur Mobilisation; dadurch ist die Fähigkeit zur Selbstpflege eingeschränkt;	Versorgung mit Gehhilfen, Rollator und Toilettenstuhl durch Sanitätshaus XY; Einleitung einer ausreichend wirksamen Schmerztherapie durch den Klinikarzt, Weiterführung einer Schmerzeinstellung und Schmerzkontrolle durch den Hausarzt	Die Mobilität ist wieder gewährleistet und Herr H. kann wieder aktiv am Sozial- und Berufsleben teilhaben, sowie sich eigenständig pflegen.
Herr H. leidet akut an Nausea und Emesis als Folge der CHT; es droht ein Gewichtsverlust auch im Rahmen der konsumierenden Krebserkrankung kann es zu einer Tumorkachexie kommen; zudem verträgt Herr H. nicht alle Nahrungsmittel, insbesondere Hülsenfrüchte führen zu häufigem Entleerungsintervallen des Anus praeter;	Herr H. erhält eine ausreichende Antiemese und meldet sich bei auftretender Übelkeit beim Pflegepersonal; es wird eine Ernährungsberatung initiiert und der BMI überwacht;	Die Übelkeit soll gemindert sein, der Stuhlgang reguliert und das Gewicht gehalten werden.
Das Ehepaar hat ein kleines soziales Netzwerk und ist von sozialer Isolation bedroht;	Zweimal pro Woche besuchen ehrenamtliche Helfer der örtlichen Gemeinde das Ehepaar (Montags und Freitags zwischen 14 und 15 Uhr)	Das Ehepaar erhält externe Gesprächspartner und kann soziale Kontakte knüpfen. Soziale Isolation wird entgegen gewirkt.
Die Geschäftsführung wird überwiegend von Frau H. übernommen. Frau H. sieht sich damit überfordert. Es bestehen Wissensdefizite bei der Buchhaltung und es fehlt eine Übersicht über die Finanzen.	Es wird ein Termin bei der Schuldnerberatung der Verbraucherzentrale vereinbart. Über die Handelskammer wird eine Teilnahme an einem Buchhaltungskurs ermöglicht.	Frau H. kann ihren Ehemann besser entlasten und die Weiterführung der Firma ist gewährleistet. Das Ehepaar hat einen Überblick über seine Finanzen und kann ggf. umschulden.
Die Krebserkrankung führt zu Ängsten und psychischen Belastungen sowie Anpassungsstörungen	Eine psychoonkologische Betreuung wird eingeleitet; einmal wöchentlich hat Herr H. einen Gesprächstermin	Herr H. kennt Bewältigungsstrategien und kann seine Ängste formulieren. Lebensqualität wird erhalten.
Aufgrund der hohen Krankheitskosten und der aus-	Der Sozialdienst wird involviert und finanzielle Hilfe	Sozialstaatliche Hilfen können in Anspruch genommen

bleibenden Einkünfte/Rücklagen kommt es zu Zahlungsschwierigkeiten (PKV, etc.)	zur Pflege beantragt, sowie Leistungen aus der Rentenversicherung; das Versorgungsamt wird informiert.	werden, die Schwerbehinderung wird anerkannt. Soziale und finanzielle Sicherung;
Lebensstil und persönliche Stärken/Ressourcen		
Fähigkeiten, Interessen und Wünsche (Ergebnisse des Assessments)	**Was konkret gemacht wird und wer verantwortlich ist. (vereinbarte Maßnahmen)**	**Was mit diesem Ziel erreicht werden soll. (erwartete Ergebnisse)**
Herr H. teilt seine langjährigen Erfahrungen als selbstständiger Unternehmer gerne mit Anfängern in der Branche.	Über das Gründernetzwerk der IHK wird Herr H. in eine Liste eingetragen, so dass Existenzgründer bei Herrn H. hospitieren können.	Herr H. erfährt Wertschätzung und kann seine Erfahrungen mit Interessierten teilen. Es entstehen neue soziale u. berufliche Kontakte sowie Synergien.
Das Ehepaar wünscht sich einen kleinen Erholungsurlaub, den es sich aber kaum leisten kann. Beliebte Reiseziele waren Österreich und die Schweiz.	Über das Gemeindezentrum wird die vorerst einmalige Teilnahme an einer Busrundfahrt für ein geringes Budget nach Salzburg organisiert.	Das Ehepaar H. kann sich selbstbestimmt fortbewegen und erhält eine Auszeit von den täglichen Sorgen vor Ort. Soziale Kontakte werden aufgebaut.
Leistungen der Familie oder von anderen Helfern (z.B. Nachbarn)		
Welcher Unterstützungsbedarf soll beantwortet werden? (Ergebnisse des Assessments)	**Was konkret gemacht wird und wer verantwortlich ist. (vereinbarte Maßnahmen)**	**Was mit diesem Ziel erreicht werden soll. (erwartete Ergebnisse)**
Familiale Hilfen, soziale Einbindung;	Der Sohn wird in die Gespräche über Therapie und Krankheitsverlauf mit einbezogen.	Das interne Hilfenetz wird ausgeweitet und Herr H. erfährt zusätzliche Unterstützung durch den Sohn.
Einkäufe und Behördengänge;	Der Sohn erledigt die Einkäufe und entlastet Frau H.; er erhält eine Vollmacht zur Erledigung von Firmenangelegenheiten und Behördengängen;	Das Ehepaar H. kann sich auf die Paarbeziehung konzentrieren und gewinnt Ressourcen für die Gestaltung des Alltags;
Einbezogene Helfer	**(ohne Familie, Freunde)**	
Name:	**Kontaktdaten**	**Rolle / Auftrag**
Frau/Herr XY	Tel. 12345 - x	Case Manger / Pflegefachkraft
Frau XY	Tel. 12345 - x	AP Gemeindezentrum
Dr. XY	Tel. 12345 - x	Hausarzt

Dr. XY	Tel. 12345 - x	Onkologin
Herr XY	Tel. 12345 - x	Ansprechpartner IHK
Frau XY	Tel. 12345 - x	Schuldnerberatung
Herr XY	Tel. 12345 - x	amb. Physiotherapie
Frau XY	Tel. 12345 - x	Ernährungsberatung
Herr XY	Tel. 12345 - x	Psychoonkologe
Frau XY	Tel. 12345 - x	Sozialer Dienst
Herr XY	Tel. 12345 - x	Krebsberatungsstelle
Frau XY	Tel. 12345 - x	Stomatherapeutin
Überprüfung des Hilfe- und Versorgungsplanes am:	Datum	
Unterschriften:	**CM:**	**Klient:**

Das Re-Assessment zeigt im späteren Krankheitsverlauf, dass Herr H. einen Krankheitsprogress und zusätzlichen Hilfebedarf entwickelt hat. Nach der Entscheidung über ein palliatives Prozedere, wird der Versorgungsplan angepasst und primär eine stationäre Weiterversorgung in der letzten Lebensphase in einem Hospiz, alternativ im häuslichen Umfeld mit Unterstützung durch einen ambulanten Palliativpflegedienst sowie Betreuung durch ehrenamtliche Helfer des ökumenischen Hospizdienstes angestrebt. Für das Assessment in dieser Phase wird die palliative Basisdokumentation herangezogen. Zu den bisherigen Leistungserbringern kommen nun noch vermehrt psychosoziale Dienste hinzu, sowie Hilfen im Rahmen der Behandlungspflege. Sollte ein ambulantes Sterben ermöglicht werden, so könnten ein ambulanter Palliativpflegedienst und ein niedergelassener Palliativmediziner und Schmerztherapeut im Rahmen von SAPV (dort wo es installiert ist) hinzugezogen werden.

6. Zusammenfassende Schlussbetrachtung

Viele neuerdings propagierte Mechanismen im Rahmen von Case- und Care Management zeigen eine vordergründige prozessmanagementhafte und ökonomische Ausrichtung, wogegen die sozialen Aspekte oftmals unbeachtet bleiben. (Ewers, 2008b; 46) Es wachse nach Ewers die Gefahr, dass bei einer unreflektierten Einführung von Case Management nur einzelne Aspekte übernommen werden und konzeptionelle Grundlagen und der Zusammenhang der Strategien und Instrumente nicht hinreichend beachtet werden. Damit würden aber auch die innovativen Potenziale von Case Management vernachlässigt. Und Wolf Rainer Wendt weist berechtigt wiederholt auf die Unzulässigkeit hin, das Konzept Case Management auf die Strukturierung des Ablaufs von personenbezogenen Hilfeleistungen zu verkürzen (2008).

So zeigt das Fallbeispiel wie sehr heute noch das Versorgungssystem in komplexen Versorgungssituationen auch auf das stationäre und medizinisch-orientierte Setting ausgerichtet ist. Dabei klingt der Ruf der Palliativmedizin nach einem würdevollen Sterben im häuslichen immer lauter, und entspricht auch unseren ethisch-moralischen Vorstellungen.

Dazu kann ein Case Management wertvolle Dienste leisten, denn es vernetzt die notwendigen Strukturen, ja kann sogar dazu beitragen solche Strukturen, etwa ein Netzwerk in der Form von SAPV aufzubauen, während sich vielerorts Leistungserbinger noch immer scheuen oder nicht in der Lage sehen, ein derartiges Netzwerk zu installieren. Dabei bestehen seitens der Krankenkassen Vertragsmöglichkeiten und entsprechende finanzielle Anreize im Versorgungssystem.

Literaturverzeichnis

Angenendt, G., Schütze-Kreilkamp, U., Tschuschke, V. (2007). *Praxis der Psychoonkologie.* Stuttgart: Hippokrates-Verlag.

Brinkmann, V. (2010). *Case Management,* 2. Auflage. Wiesbaden: Gabler

Bostelaar, R.A. & Pape, R. (2008). *Case Management als Strategie und die Umsetzung in die Praxis aus Sicht des Managements* in Bostelaar, R. A & Pape, Rudolf (Hrg.) (2008). *Case Management im Krankenhaus. Aufsätze zum Kölner Modell in Theorie und Praxis.* Hannover: Schlütersche.

Corbin, J. & Strauss, A.L. (2004). *Weiterleben lernen. Verlauf und Bewältigung chronischer Krankheiten.* 2. Auflage. Bern: Huber

Ewers. M & Schaeffer, D. (2005). *Case Management in Theorie und Praxis,* 2. Auflage. Bern: Huber. In *Studientext 4 des Weiterbildenden Fernstudiums Angewandte Gesundheitswissenschaften.* 7-27. Universität Bielefeld.

Garms-Homolová, V. (2002). *Assessment für die häusliche Versorgung und Pflege. Resident Assessment Instrument - Home Care.* Bern: Huber. In *Musterfallarbeit des Weiterbildenden Fernstudiums Angewandte Gesundheitswissenschaften.* Universität Bielefeld.

HOPE-Standarddokumentation
Verfügbar unter: http://www.hope-clara.de/ [13.01.2011]

Hüper, C. & Hellige, B. (2009). *Professionelle Pflegeberatung und Gesundheitsförderung für chronisch Kranke.* 2. Auflage. Frankfurt am Main: Mabuse-Verlag GmbH

Herschbach, P. & Heußner. P. (2008). *Einführung in die psychoonkologische Behandlungspraxis.* Stuttgart: Klett-Cotta-Verlag

Kraus, Michael R. (1998). *„Die soziale Dimension der Gesundheit."* Pflege und Gesellschaft. 3 (3), 7-14.

Löcherbach, P. (2006). *Aktuelle Perspektiven im CM.* Vortrag DGCC.

Mehnert, A. (2009). *„Prävalenz psychosozialer Belastungen, psychischer Störungen und ihr Behandlungsbedarf bei Tumorpatienten."* FORUM, 24 (6), 43-45.

Rentmeister, M. (2008). *Konzeptionelle Überlegungen zur Implementierung eines Case Managements.* Vortrag Uniklinik Münster.

Sachverständigenrat zur Begutachtung der Entwicklung im Gesundheitswesen (2007). *Kooperation und Entwicklung. Voraussetzungen einer zielorientierten Gesundheitsversorgung.* 7-27.
Verfügbar unter:
http://www.svr-gesundheit.de/index.php?id=79 [13.01.2011]

Schaeffer, D. (1995). *Prävention und Gesundheitsförderung chronisch Kranker als Aufgabe kurativer Institutionen.* Das Gesundheitswesen, 57 (3), 145-150.

Specht-Tomann, M. & Tropper, D. (2007). *Hilfreiche Gespräche und heilsame Berührungen im Pflegealltag.* 3. Auflage. Heidelberg: Springer Medizin-Verlag

TU München (2009). *Psychoonkologische Basisdokumentation.*
Verfügbar unter:
http://www.po-bado.med.tu-muenchen.de/ [13.01.2011]

Wendt, W.R. (2010): *Case Management im Gesundheits- und Sozialwesen.* Freiburg: Lambertus